脳トレーニング研究会編

コピーして使えるシニアの
とんち判じ絵
知的おもしろクイズ

JN101671

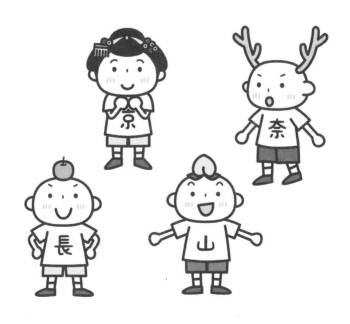

黎明書房

はじめに

　「ウィズコロナ（コロナとともに）の時代」と呼ばれるようになった近頃ですが，まだまだ外出するのは怖いと感じている方も多いのではないでしょうか。

　かと言って，家でジッとしているだけでは，脳の働きもどんどん鈍くなってしまいます。

　そんな時こそ脳トレの出番です！

　「シニアの脳トレーニング」第14巻の本書は，おなじみの判じ絵クイズやクロスワードパズルをはじめ，バラエティ豊かな問題を多数収録。

　記憶力・思考力を鍛え，さらには日常生活に役立つ知識も身につけられるようになっています。

　少しひねった問題もありますが，あまり悩みすぎないで，楽しみながら解いてみてください！

　なお，施設などで本書をご利用の際は，コピーしてお使いください。

2020年9月

脳トレーニング研究会

もくじ

3

とんち判じ絵

　江戸時代にはやった判じ絵の新作です。判じ絵には，ある言葉がかくされています。それを見つけてください。

①

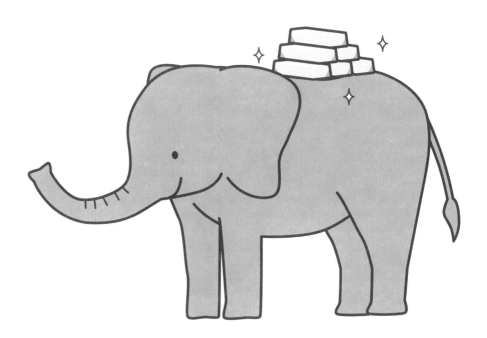

②

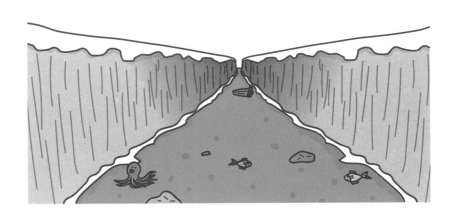

③

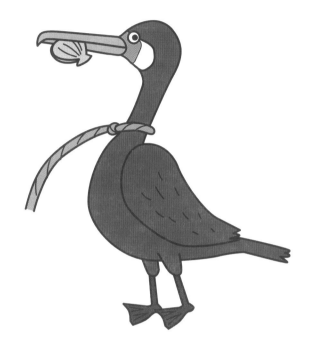

④

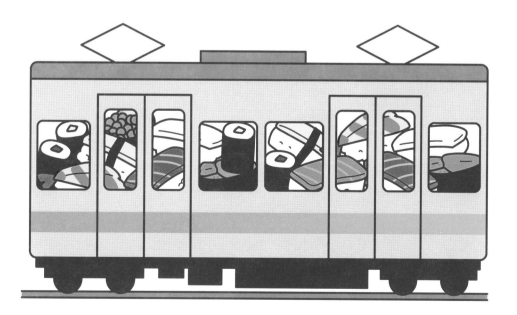

2 ワンワン，ピューピュー 言葉を楽しもう

　犬は，ワンワン鳴きます。風は，ピューピュー吹きます。では，次の中にワンワン，ピューピュー言葉を入れてください。答えはアかイから選んでください。

① ヘビが庭に ☐ 出てきたので，花子さんは「キャー」と言って逃げて行きました。

　　　（ア　クルクル　　イ　ニョロニョロ）

② 太郎さんのカエルが ☐ と鳴いて，どこかへ行ってしまいました。

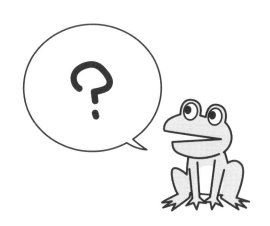

　　　（ア　コロコロ　　イ　ゲロゲロ）

③　お化け屋敷で幽霊に出くわして，背筋が □ し
たの。でもとても楽しかったわ。

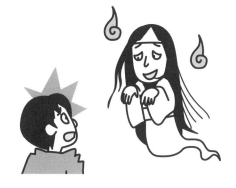

　　　（ア　ゾクゾク　　イ　キリキリ）

④　ポチが教えてくれたところを掘ると大判，小判が
　　□ 出てきました。

　　　（ア　ザワザワ　　イ　ザクザク）

⑤　隣の空地でカラスが □ と鳴きました。

　　　（ア　カーカー　　イ　クークー）

⑥　今日，あまりに忙しくて □ 舞いだったよ。

　　　（ア　テンテコ　　イ　ポンポコ）

3 いる？ いない？

　世の中には，本当にいるもの，いないものがたくさんあります。では，次の問題に答えてください。

① 今，いないものは？

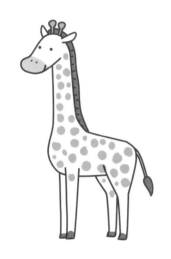

キリン

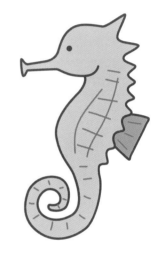

タツノオトシゴ

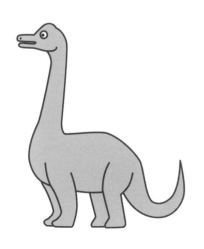

恐竜

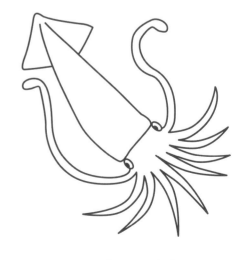

大王イカ

② 今, 本当にいるものは？

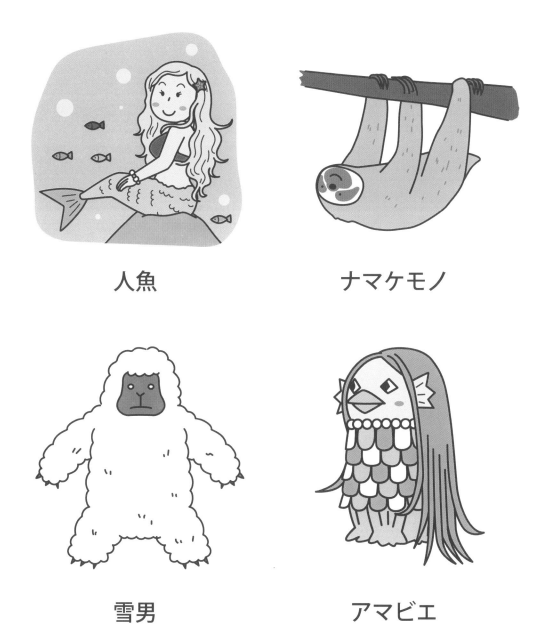

人魚

ナマケモノ

雪男

アマビエ

3字言葉クイズ

1字変えて，別のものにしてください。すべて食べられるものにして
ください。答えは，いくつもある場合があります。

①

タ	ド	ン

②

ウ	サ	ギ

③

ト	レ	イ

④

チ	ワ	ワ

⑤

ホ	タ	ル

⑥

サ	ン	ゴ

5 4字言葉クイズ

●に1字かくれています。生き物の名前です。あててください。
答えは，いくつもある場合があります。

①

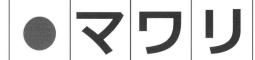

②

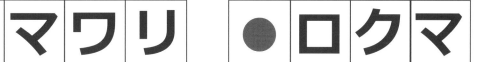

③

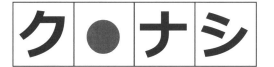

④

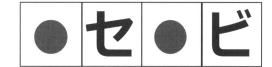

⑤

※ヒント：昆虫

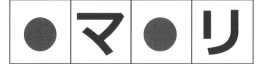

⑥

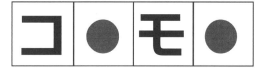

×を打たれた文字？

次の，×を打たれた不思議な文字はどう読むのでしょう。とんちで答えてください。

①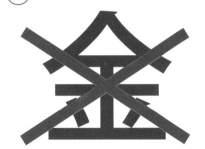

②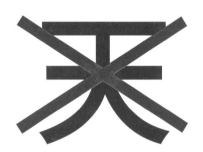

③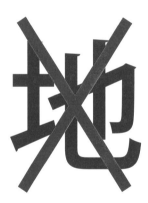

④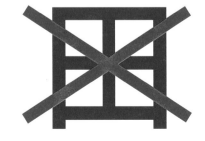

⑤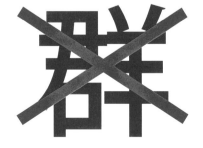

おなじ傘はどれ？

見本の傘とおなじものを見つけてください。

見本

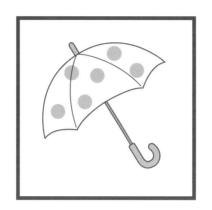

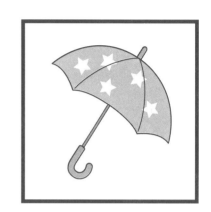

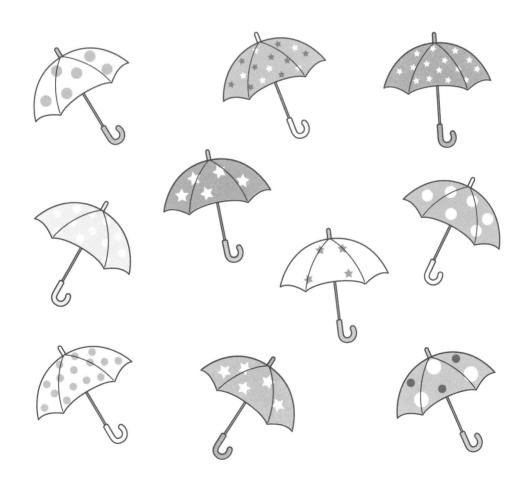

物語の中の人物を当てよう

　物語には，誰々と言えば誰々といった人物が登場します。たとえば，シャーロック・ホームズと言えばワトソン博士のように。では，ア，イから正しい方を選んでください。

① 鞍馬天狗といえば

　　（ア　杉作　　イ　太郎）

② 弥次さんといえば

　　（ア　又さん　　イ　喜多さん）

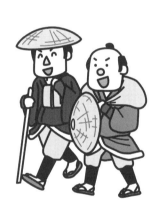

③ 銭形平次といえば

　　（ア　ガラッ八　　イ　うっかり九兵衛）

④ 水戸黄門といえば

　　（ア　助さん，格さん　　イ　金さん，銀さん）

⑤　明智小五郎といえば

（ア　小林少年　　イ　田中少年）

⑥　カツオといえば

（ア　コンブ　　イ　ワカメ）

⑦　安珍といえば
　　あんちん

（ア　清姫　　イ　照姫）
　　きよひめ　　　てるひめ

⑧　お軽といえば
　　かる

（ア　一心太助　　イ　勘平）
　　いっしん た すけ　　　かんぺい

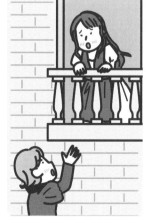

⑨　ロミオといえば

（ア　ジェニー　　イ　ジュリエット）

山登り間違いさがし

　男の人と女の人が山登りに来ています。左の絵と右の絵で違っている
ところを5つ見つけてください。

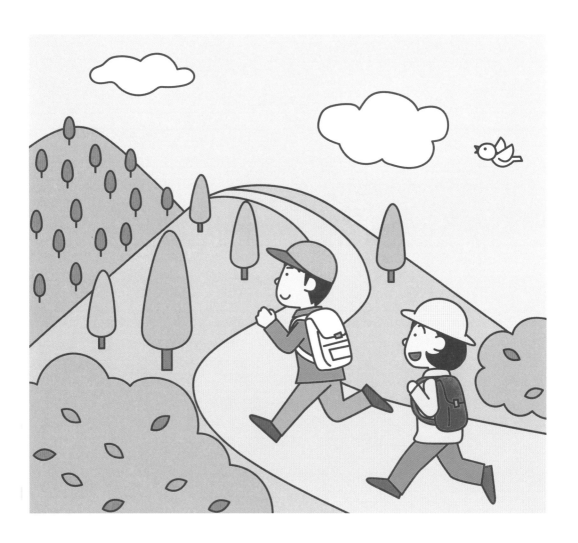

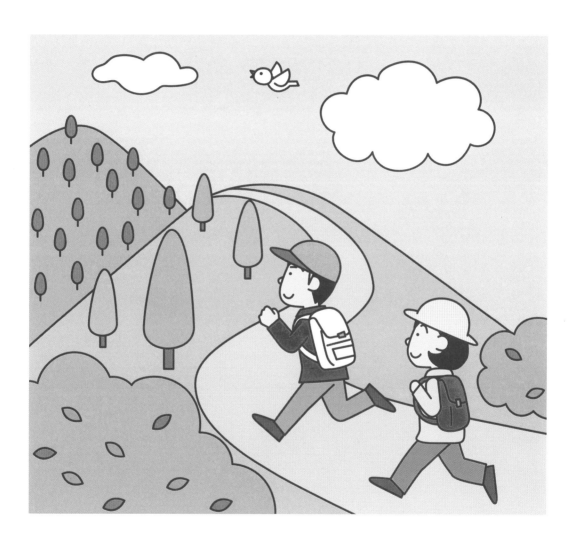

漢字がたくさんあるけれど？

いくつもの漢字が並んでいます。さあ，どう読むのでしょう。とんちクイズです。

① 箱 箱 箱 箱 箱 箱 箱 箱 箱 箱

② 俳 俳 俳 俳 俳 俳 俳 俳 俳

③ 輪 輪 輪 輪 輪

④ 石 石 石 石 石

⑤ 合う　合う

11 足して 11 になる数を 見つけよう

例にならって，1 から 10 までの数を 2 つ足して 11 を作りましょう。同じ数は一度しか使えません。

◇ **例　1 + 10 = 11**　＊ 10 + 1=11 でも OK !

これ以外に 4 つの組み合わせがあります。では，見つけてください。

□ ＋ □ = 11

□ ＋ □ = 11

□ ＋ □ = 11

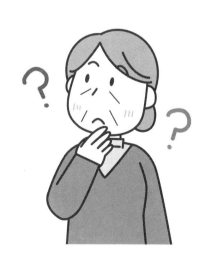

□ ＋ □ = 11

ハチャメチャ四字熟語

トンデモナイ事態を表わす四字熟語を征服しましょう。2字漢字が抜けています。ア，イの内で正しい方はどちらでしょう。

① 彼の本は**誤□脱□**だらけで，かえって面白く読めたよ。

（ア　誤字脱字　　イ　誤事脱事）

② うちの社長は**支□滅□**だ。朝には海外進出だ！　って
いったかと思うと，夕方には宇宙進出だ！　というんだ。

（ア　支里滅列　　イ　支離滅裂）

③ 彼女は**自□□得**だ。やめておけと言ったのに，株に手
を出したんだから。

（ア　自業自得　　イ　自合寺得）

④ よし，こうなったら**一□□金**しかない。10億円宝くじ
を買うぞ。

（ア　一獲銭金　　イ　一攫千金）

⑤ 結局，**二□三□**で，伝家の宝刀を手放しました。

（ア　二束三文　　イ　二即三門）

ふりがなを付けよう

　同じ漢字でも読み方が違います。ふりがなのない漢字の正しい読み方を，それぞれ，ア，イから選んで線で結んでください。

① 天下・　　　　　　　　　・ア　げ

　上下・　　　　　　　　　・イ　か

② 黄金・　　　　　　　　　・ア　ごん

　貯金・　　　　　　　　　・イ　きん

③ 火星・　　　　　　　　　・ア　じょう

　明星・　　　　　　　　　・イ　せい

④ 正直・　　　　　　　　　・ア　せい

　正確・　　　　　　　　　・イ　しょう

⑤ 最期・　　　　　　　　　・ア　ご

　期間・　　　　　　　　　・イ　き

もじもじ間違いさがし① 初級編

　たくさん文字が並んでいます。一つだけ，ちがう文字が交っています。
どれでしょう。

①

ひひひひひひひひひひ
ひひひひひひひひつひ
ひひひひひひひひひひ
ひひひひひひひひひひ
ひひひひひひひひひひ
ひひひひひひひひひひ

②

Y Y Y Y Y Y Y Y Y Y
Y Y Y Y Y Y Y Y Y Y
Y Y Y Y Y Y Y Y Y Y
Y Y Y ト Y Y Y Y Y Y
Y Y Y Y Y Y Y Y Y Y
Y Y Y Y Y Y Y Y Y Y

③

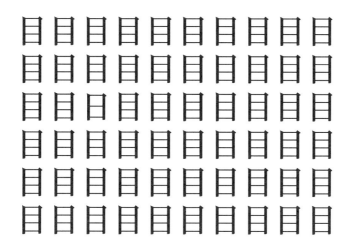

目 目 目 目 目 目 目 目 目 目
目 目 目 目 目 目 目 目 目 目
目 目 目 目 目 目 目 目 目 目
目 目 目 目 目 目 目 目 目 目
目 目 目 目 目 目 目 目 目 目
目 目 目 目 目 目 目 目 目 目

④

兆兆兆兆兆兆兆兆兆兆
兆兆兆兆兆兆兆兆兆兆
兆兆兆兆兆兆北兆兆兆
兆兆兆兆兆兆兆兆兆兆
兆兆兆兆兆兆兆兆兆兆
兆兆兆兆兆兆兆兆兆兆

江戸時代はやった判じ絵を漢字でやりました。お楽しみください。

①
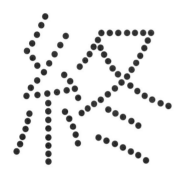

②
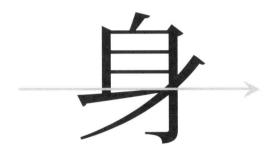

③
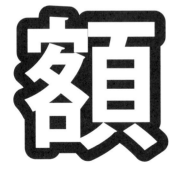

④
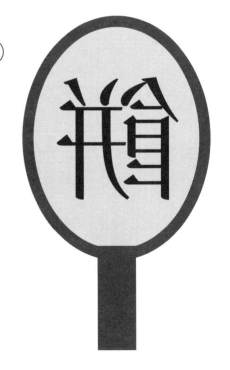

16 福袋の中身は？

　下にお正月の福袋があります。透けて見えますが，一つだけ見えないものがあります。それは何でしょう。10秒くらい見てから裏のページを見て，見えなかったものを当ててください。

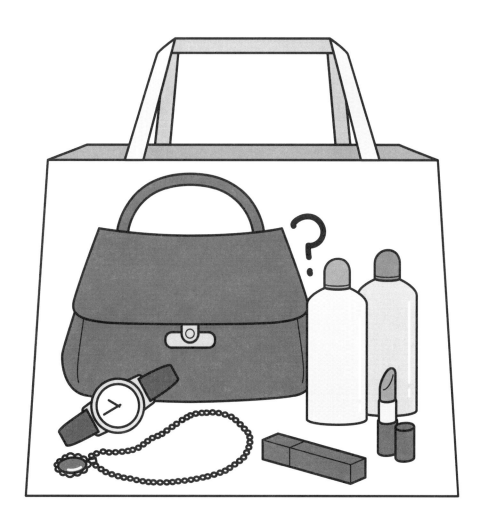

見えなかったものはなんでしょう。

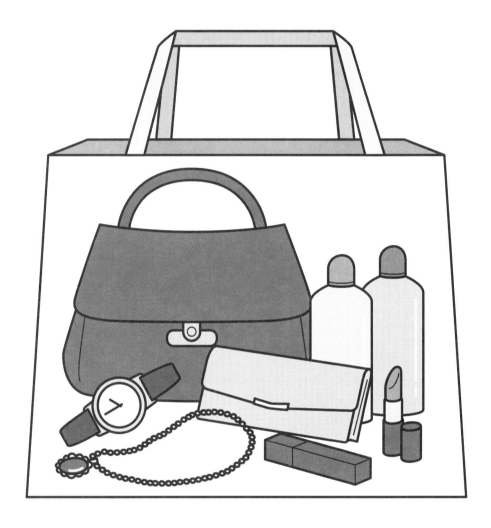

知っていそうで知らない 郵便クイズ

　郵便はとても身近なものですが，いざとなると知らないことが多いものです。では，問題です。答えをア，イから選んでください。

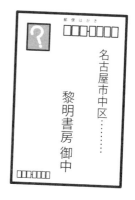

① 郵便はがきはいくらですか？
（ア　62円　　イ　63円）

② 封書の最低料金はいくらですか？
（ア　84円　　イ　82円）

③ 航空便で外国へはがきを出すといくらですか？
（ア　アジアは70円，それ以外は80円　　イ　世界中70円均一）

④ レターパックは，全国均一料金で，気軽に物を送ることができます。では，物のほかに何を送ることができるでしょう。
（ア　手紙　　イ　現金）

⑤ 書き間違えた郵便はがきは郵便局で交換してくれる？
（ア　交換してくれない　　イ　手数料を払えば交換してくれる）

⑥ 郵便局のマークのテの由来は？
ア　明治時代に，郵便を取り扱った逓信省のテをデザイン化したもの。
イ　明治時代に町の中に置かれた郵便ポストをデザイン化したもの。

＊問題は，2020年11月1日現在のデータに基づいています。

似たもの日本の県

日本には，頭に同じ漢字を持つ県はいくつもあります。

では，空いている○に漢字を１字入れて，県の名前にしてください。

答えは，下の □□□ から選んでください。

① 愛○
   愛○

② 福○
   福○

③ 長○
   長○

④ 宮○
   宮○

⑤ 山○
   山○

関係のない漢字が２つ交っています。

崎	口	媛	城	井	知
姫	岡	形	崎	地	野

神経衰弱遊び

　トランプに神経衰弱という遊びがあります。裏返ったカードをめくって同じ数字になれば当たりというわけです。

　下に表になった6枚のカードがあります。それをよく覚えておいて，次のページで神経衰弱をお楽しみください。

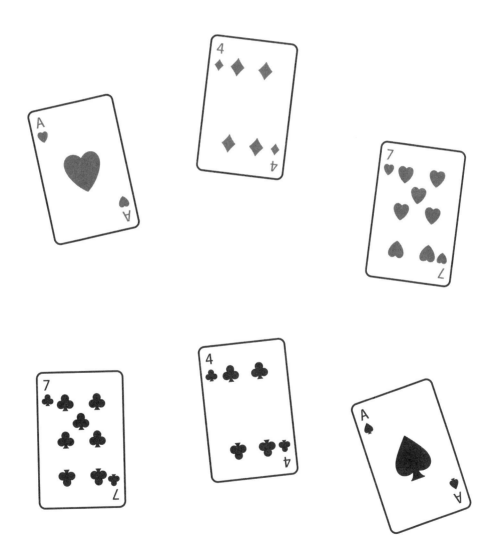

問題　表になっているカードと同じ数字のカードを見つけてください。

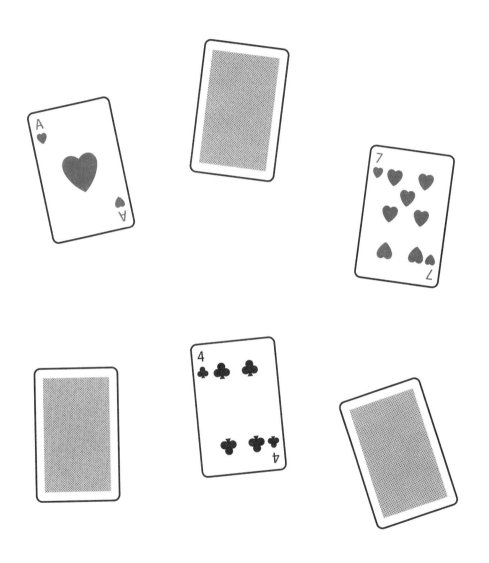

クロスワードパズルを楽しもう

　ヒントに従って言葉を入れてください。ひとマスに仮名が１字入ります。□のところをつなぐと，動物の名前になります。何でしょう。

タテのカギ

1　端午の節句に立てるもの。
2　○○をすって，文字を書きます。
3　夏の食べ物ならこれ。
6　地球に一番近い惑星。
7　高い所に上ります。
9　○○が悪い。

ヨコのカギ

1　風に吹かれるところが美しい秋の花。
4　そんなことしても，何の○○もない。
5　足が十本。
7　学問を深くおさめた人。
8　頭にのせます。
10　となりの国。

だじゃれ漢字判じ絵②

人気の漢字判じ絵，第2弾です。何と読むのでしょう。

①

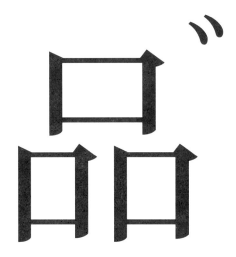

②

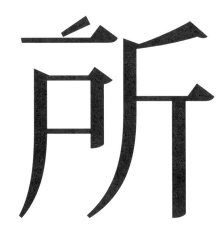

③

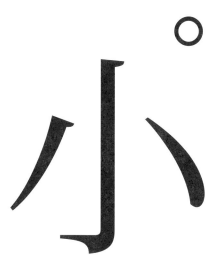

④

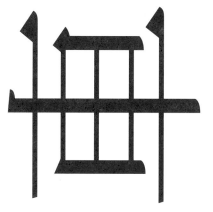

 **カタカナとんちクイズ**

カタカナが書いてあります。いったいどう読むのでしょう。

① バ バ バ
バ バ バ バ

②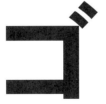

＊はて？

③

イズ　イズ　イズ
イズ　イズ　イズ
イズ　イズ　イズ

④

*ヒント：くだもの

⑤

リラ

リラ　リラ

リラ　リラ

23 どっちが大きい？

日ごろ気にしないものの大きさ比べです。よく考えてください。

① 文庫本と郵便はがき，どっちが大きい？

② 週刊誌とＡ４判のコピー用紙，どっちが大きい？

③ 陸地と海，どっちが広い？

④ 東海道新幹線とロシアのシベリア鉄道，線路の幅
はどっちが広い？

⑤ 淡路島と琵琶湖，
どっちが広い？

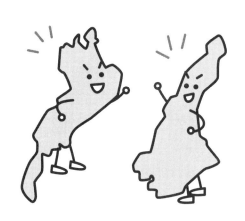

24 小学校の漢字
クロスワードパズル

小学校で習う漢字ばかりのクロスワードパズルを楽しんでください。
漢字は，下の [　　　] の中から選んでください。

残		■	付	
■	願		■	念
団	■	面		日
	果	■	議	■
■		行		止

関係のない漢字が一つ交っています。

会　記　実　国　念　結　書　中

39

鏡に映っているものなあに？

　鏡は，実物と左右が逆さまに映りますね。では，次の鏡に映ったものはなんでしょう。問いに答えてください。

①

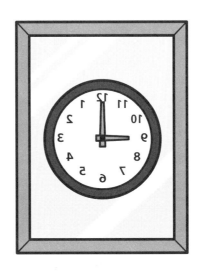

　時計が映っています。今，何時でしょう？　外は暗いです。

②

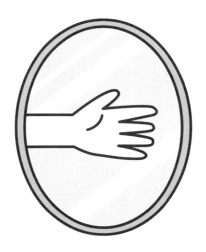

　右手？　左手？

③

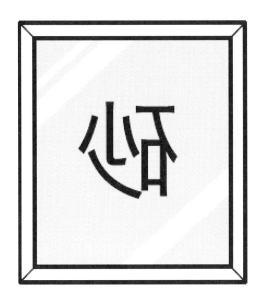

何と読みますか？

④

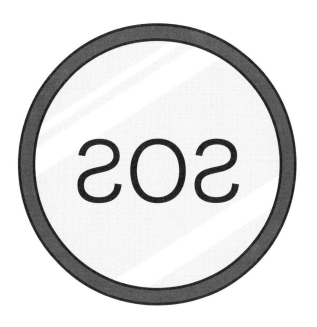

これは何でしょう？

連想クイズ

これから，3つの形を示します。3つの形から思いつくものを答えてください。

①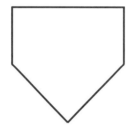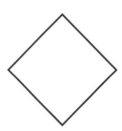

②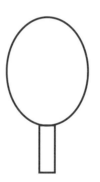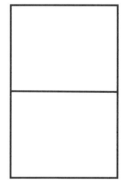

③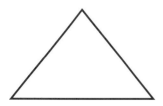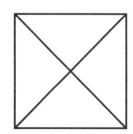

だじゃれ漢字判じ絵③

江戸時代はやった判じ絵を漢字でやりました。ちょっと難しいです。

① 　　　　財　　　　財　　　　　　　財
　　　財　　　　財　　　　財
　　　　財　　　　財　　　　　財

　　　　財　　　　財　　　　　財
　財　　　　　　　　　　財

② 　　　散る　散る　散る
　　散る　散る　散る　散る
　散る　散る　散る　散る　散る
　　　散る　散る　散る　散る
散る　散る　散る　散る　散る　散る
散る　散る　散る　散る　散る
　散る　散る　散る　散る　散る
　散る　散る　散る　散る　散る
　　散る　散る　散る　散る
　　散る　散る　散る
　　　散る　散る

*ヒント：童話の主人公。

縮めた名前，本当の名前は？

　よく，長い名前は縮めていいます。例えば，文部科学省のことを文科省というように。

　では，次の縮めた名前は，本当はどういう名前か，ア，イから正しいものを選んでください。

① 農水省

　（ア　農業水業省　　イ　農林水産省）

② WHO（ダブリュー・エイチ・オー）

　（ア　世界保健機関　　イ　世界健康機関）

③ 国連

　（ア　国際連合　　イ　世界国家連盟）

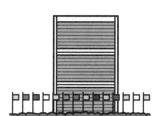

④ スマホ

　（ア　スマイルフォン　　イ　スマートフォン）

⑤ 損保

　（ア　損害保険　　イ　損金保障）

⑥ 特急

　（ア　特速急便　　イ　特別急行）

よろこびの四字熟語

うれしくなる四字熟語で楽しく遊びましょう。2字漢字が抜けています。ア，イの内で正しい方はどちらでしょう。

① ついに埋蔵金を発見したぞ。これで栄□栄□<ruby>栄<rt>えい</rt></ruby><ruby>□<rt>よう</rt></ruby><ruby>栄<rt>えい</rt></ruby><ruby>□<rt>が</rt></ruby>は思いのままだ。

（ア　栄養栄賀　　イ　栄耀栄華）

② なくしたお金が出て来たので，□喜雀□<ruby>□<rt>きん</rt></ruby><ruby>喜<rt>き</rt></ruby><ruby>雀<rt>じゃく</rt></ruby><ruby>□<rt>やく</rt></ruby>しちゃったよ。

（ア　金喜雀役　　イ　欣喜雀躍）

③ あのホームランは，まさに起□□生<ruby>起<rt>き</rt></ruby><ruby>□<rt>し</rt></ruby><ruby>□<rt>かい</rt></ruby><ruby>生<rt>せい</rt></ruby>の一発だった。

（ア　起死回生　　イ　起歯怪生）

④ 彼，あんな綺麗な人と結婚できて，喜□満□<ruby>喜<rt>き</rt></ruby><ruby>□<rt>しょく</rt></ruby><ruby>満<rt>まん</rt></ruby><ruby>□<rt>めん</rt></ruby>だったわね。

（ア　喜食満麺　　イ　喜色満面）

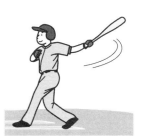

⑤ 先生のお話，奇想□□<ruby>奇<rt>き</rt></ruby><ruby>想<rt>そう</rt></ruby><ruby>□<rt>てん</rt></ruby><ruby>□<rt>がい</rt></ruby>でおもしろかったなあ。

（ア　奇想天外　　イ　奇想転涯）

もじもじ間違いさがし②
上級編

たくさん文字が並んでいます。一つだけ,ちがう文字が交っています。
どれでしょう。

①

扉扉扉扉扉扉扉扉扉扉
扉扉扉扉扉扉扉扉扉扉
扉扉扉扉扉扉扉扉扉扉
扉扉扉扉扉扉扉罪扉扉
扉扉扉扉扉扉扉扉扉扉
扉扉扉扉扉扉扉扉扉扉

②

きききききききききき
きききききききききき
きききききききききき
きききさきききききき
きききききききききき
きききききききききき

③

西西西西西西西西西西
西西西西西西西西西西
西西西西西西西西西西
西西西西西西西西西西
西西西西西西西西西西
西西西西西西西西西西

＊酉：十二支のトリ

④

態態態態態態態態態態
態態態態態態態態態態
態態態態態態態態態態
態態態態態態態態態態
態態態態態態態態態態
態態態態態態態熊態態

31　おもしろ都道府県クイズ

知っているようで知らない日本の都道府県クイズです。

① 　日本には同じ名前の都道府県はない。○か×か？

② 　日本の県庁の所在地は，熊本県の熊本市のように
すべて県と同じ名である。○か×か？

③ 　九州地方は，9つの県から
なっている。○か×か？

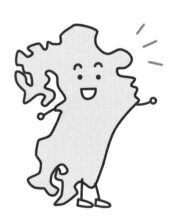

④ 　北海道のように，名前に道が付く都道府県は1つ
だけである。○か×か？

⑤ 真ん中に漢字を１字入れて，縦・横に読めるように
してください。全部県名になります。

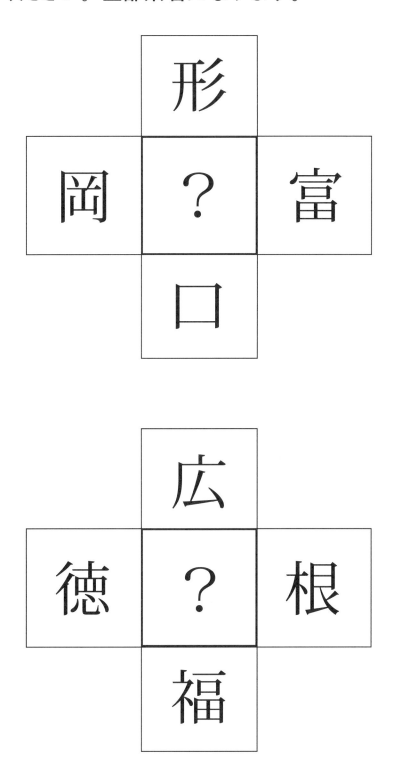

私は何でしょう？

今から，日ごろよく使うものの説明をします。それが何か当ててください。

① 私は，細い棒です。二本で一組です。ふつうはプラスチックか木でできています。食事の時に使います。

② 私は，顔を上に向けて使います。使う時，多くの人はなぜか口を空けます。それは，ちいさな入れ物に入っています。それは液体です。

③ 私は，丸いところだけを使います。それには取っ手がついています。人の力で動かします。暑い時に使います。いくつも骨があります。

④ 私は，先っぽの方が太く，手元の方がやや細いです。手に持って使います。ぐるぐる回し，物をすりつぶします。内側にぎざぎざの付いたどんぶりのようなものと一緒に使います。

⑤ 私は，頭に使います。歯がいっぱい付いています。多くの人は，朝，これを使ってから仕事に出かけて行きます。亀のこうらで作られたものもあります。

春夏秋冬の野菜をおぼえる

下に春夏秋冬の旬の野菜があります。それをじっと見て覚えてください。
そして，次のページの問題に答えてください。

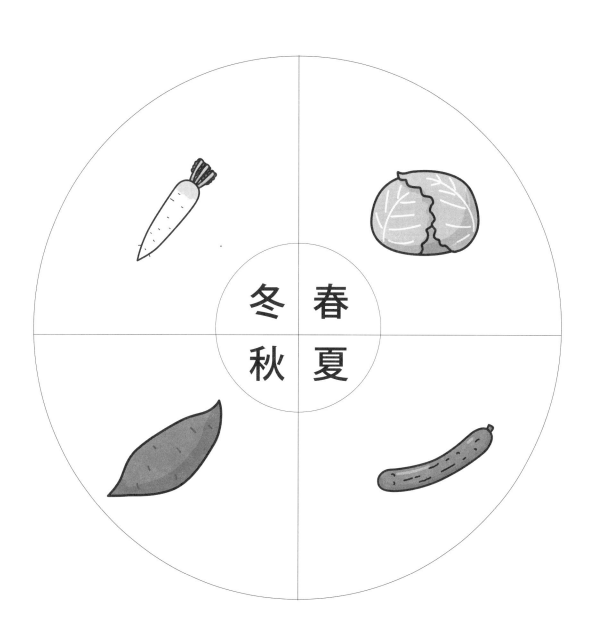

問題　入れ替わっている野菜が２つあります。何と入れ替わったでしょうか。答えてください。

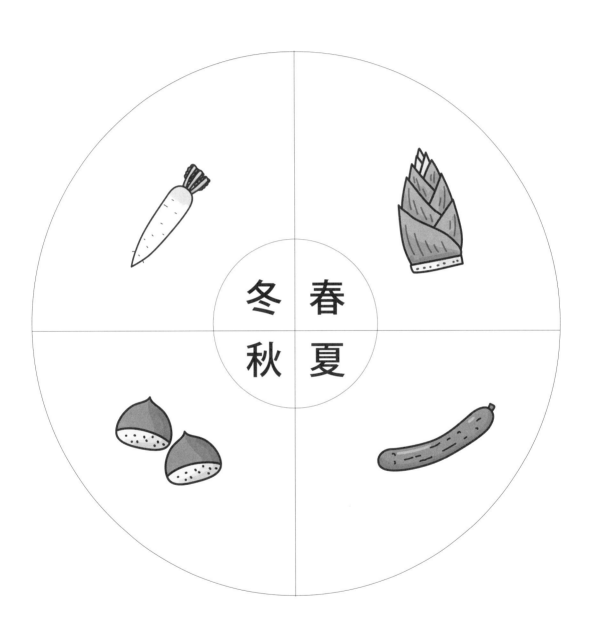

34 昭和の記憶クイズ

長かった昭和時代のことに，○か×かで答えてください。

① 昭和は，68年まであった。

② 昭和15年（1940）の東京オリンピックは開催されなかった。

③ 東京オリンピックは昭和64年に開催された。

④ 昭和に日本で開催されたオリンピックは3回。

⑤ 上野動物園に2匹のパンダが来たのは，昭和47年（1972）。
2匹の名前は，カンカン，ランランだった。

⑥ フラフープが流行したのは，巨人の長嶋茂雄選手がデビューした年だった。

⑦ 昭和時代には1万円札はなかった。

⑧ 昭和の初めには，すでに一般乗客が乗る地下鉄はあった。

⑨ 日本人がノーベル賞を受賞するようになったのは，昭和になってからである。

世界の地名面白クイズ

　イギリスは英国ともいいます。それは，漢字で書くと英吉利だからです。
そこで問題です。

　空いている□に漢字を一字入れて，外国の地名を完成させてください。
入れる漢字は下の　□□□□　から選んでください。ふりがなを参考にしてく
ださい。

① フランス

仏□西

② アメリカ

亜□利加

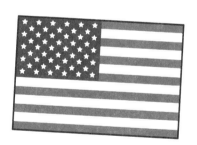

③ スイス

□西

④
ベルギー
白耳□

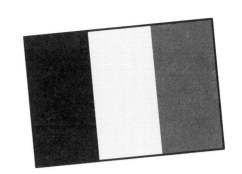

⑤
メキシコ
墨西□

⑥
ブラジル
□剌西爾

関係ない漢字が２つ交っています。

哥　　武　　蘭　　瑞

義　　伯　　米　　古

36 都道府県仲間はずれクイズ

日本には，1都1道2府43県があります。次の4つの都道府県で1つ仲間はずれのところがあります。どこでしょう。字数は考えにいれません。

① 熊本県　鹿児島県
　島根県　鳥取県

② 京都府　奈良県
　長野県　山梨県

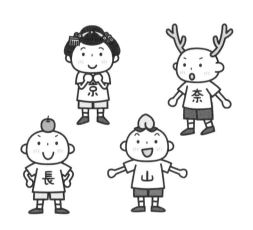

③ 沖縄県　愛知県
　千葉県　北海道

④　香川県　宮城県
　　愛媛県　徳島県

⑤　静岡県　山口県
　　福井県　新潟県

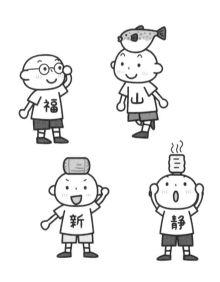

⑥　山梨県　神奈川県
　　埼玉県　茨城県

日本のお金クイズ　硬貨編

日本で現在作られ，普通に使われている硬貨の問題です。答えてください。※記念硬貨は除きます。

① 一番大きな硬貨は？

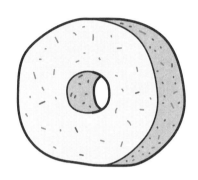

② 一番小さな硬貨は？

③ 穴が開いている硬貨は？

④ 100 円硬貨には，菊が描かれている。○か×か？

⑤ 10 円硬貨に描かれている建物は，奈良の大仏殿である。○か×か？

⑥　5円硬貨の縁には，ギザギザはない。〇か×か？

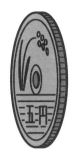

⑦　1円硬貨に描かれている
木は実在しない。〇か×か？

⑧　今の10円硬貨は，縁にギザギザがないが，昔
はあった。〇か×か？

⑨　1円硬貨は1グラム。では，50円硬貨は何グラム？
ア，イから選んでください。
　　（ア　4グラム　　イ　4.5グラム）

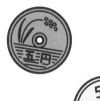

⑩　5円硬貨と50円硬貨の穴の
大きさ，どちらが大きい？

解 答

1　とんち判じ絵　6

① 雑巾　② 海開き　③ 鵜飼　④ すし詰め電車

2　ワンワン，ピューピュー言葉を楽しもう　8

① イ　② イ　③ ア　④ イ　⑤ ア　⑥ ア

3　いる？　いない？　10

① 恐竜　② ナマケモノ

4　3字言葉クイズ　12

① ウドン　② ウナギ　③ カレイ　④ チクワ　⑤ ホタテ
⑥ リンゴ（例）

5　4字言葉クイズ　13

① ヒマワリ　② シロクマ　③ クチナシ　④ イセエビ
⑤ カマキリ　⑥ コウモリ（例）

6　×を打たれた文字？　14

① 罰金　② 天罰　③ バッチ　④ バッタ　⑤ 抜群

7　おなじ傘はどれ？　15

水玉模様の傘：一番上の左端　　星の模様の傘：一番下の真ん中

8　物語の中の人物を当てよう　16

① ア ② イ ③ ア ④ ア ⑤ ア ⑥ イ ⑦ ア ⑧ イ ⑨ イ

9　山登り間違いさがし　18

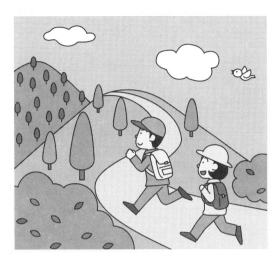
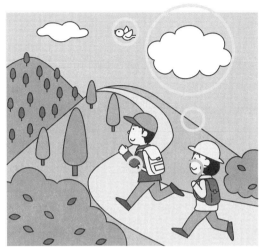

鳥の位置，雲の形，木がない，男の人の服の色，女の人の口の形。

10　漢字がたくさんあるけれど？　20

①　重箱（十箱）　②　俳句（俳九）　③　オリンピック（五輪）
④　碁石（五石）　⑤　似合う（二合う）

11　足して 11 になる数を見つけよう　21

2＋9, 3＋8, 4＋7, 5＋6　＊5つの 11 を足した 55 が，1＋2＋3＋
4＋5＋6＋7＋8＋9＋10 の答えです

12　ハチャメチャ四字熟語　22

①　ア　②　イ　③　ア　④　イ　⑤　ア

13　ふりがなを付けよう　23

①　イ（てんか），ア（じょうげ）　②　ア（おうごん），イ（ちょきん）
③　イ（かせい），ア（みょうじょう）　④　イ（しょうじき），ア（せ
いかく）　⑤　ア（さいご），イ（きかん）

14　もじもじ間違いさがし①　初級編　24

①

ひひひひひひひひひひ
ひひひひひひひ(つ)ひ
ひひひひひひひひひ
ひひひひひひひひひ
ひひひひひひひひひ
ひひひひひひひひひ

②

ＹＹＹＹＹＹＹＹＹＹ
ＹＹＹＹＹＹＹＹＹＹ
ＹＹＹＹＹＹＹＹＹＹ
ＹＹＹ(卜)ＹＹＹＹＹ
ＹＹＹＹＹＹＹＹＹＹ
ＹＹＹＹＹＹＹＹＹＹ

③

目目目目目目目目目目
目目目目目目目目目目
目目(目)目目目目目目目
目目目目目目目目目目
目目目目目目目目目目
目目目目目目目目目目

④

兆兆兆兆兆兆兆兆兆兆
兆兆兆兆兆兆兆兆兆兆
兆兆兆兆兆(北)兆兆兆
兆兆兆兆兆兆兆兆兆兆
兆兆兆兆兆兆兆兆兆兆
兆兆兆兆兆兆兆兆兆兆

15　だじゃれ漢字判じ絵①　26

①　終点　②　刺身　③　額縁　④　鏡餅

16　福袋の中身は？　27

財布

17　知っていそうで知らない郵便クイズ　29

①　イ　②　ア　③　イ　④　ア　⑤　イ　⑥　ア

18　似たもの日本の県　30

①　愛知，愛媛　②　福岡，福井　③　長崎，長野
④　宮城，宮崎　⑤　山口，山形

19　神経衰弱遊び　31

解答省略

20　クロスワードパズルを楽しもう　

¹コ	²ス	モ	³ス	
⁴イ	ミ		⁵イ	⁶カ
ノ		⁷ハ	カ	セ
⁸ボ	⁹ウ	シ		イ
¹⁰リ	ン	ゴ	ク	

スカンク

21　だじゃれ漢字判じ絵②　

①　ビン（瓶）　②　ところてん　③　困る（小まる）　④　横車

22　カタカナとんちクイズ　

①　バナナ　②　イチゴ　③　クイズ　④　なし　⑤　ゴリラ

23　どっちが大きい？　

①　文庫本（148ミリ×105ミリ）　　　＊郵便はがき（148ミリ×100ミリ）

②　Ａ４判のコピー用紙（297ミリ×210ミリ）　＊週刊誌（257ミリ×182ミリ）

③　海（3億6000万平方キロメートル）　＊陸地（1億4700万平方キロメートル）

④　シベリア鉄道（1520ミリ）　　　　＊東海道新幹線（1435ミリ）

⑤　琵琶湖（674平方キロメートル）　　　＊淡路島（593平方キロメートル）

24　小学校の漢字クロスワードパズル　

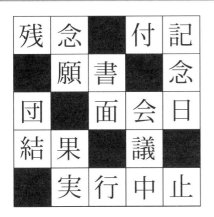

残	念		付	記
	願	書		念
団		面	会	日
結	果		議	
	実	行	中	止

25　鏡に映っているものなあに？　40

① 午後9時　② 右手　③ 砂　④ SOS。助けを求める記号。遭難信号としては廃止されている。

26　連想クイズ　42

① 野球　② 卓球（ピンポン）　③ ピラミッド

27　だじゃれ漢字判じ絵③　43

① 散財　② チルチル，ミチル（散る散る満ちる）

28　縮めた名前，本当の名前は？　44

① イ　② ア　③ ア　④ イ　⑤ ア　⑥ イ

29　よろこびの四字熟語　45

① イ　② イ　③ ア　④ イ　⑤ ア

30　もじもじ間違いさがし②　上級編　46

①
扉扉扉扉扉扉扉扉扉扉
扉扉扉扉扉扉扉扉扉扉
扉扉扉扉扉扉扉扉扉扉
扉扉扉扉扉扉罪扉扉扉
扉扉扉扉扉扉扉扉扉扉
扉扉扉扉扉扉扉扉扉扉

②
きききききききききき
きききききききききき
きききききききききき
ききさきききききき
きききききききききき
きききききききききき

③
西西西西西西西西西西
西西西西西西西西西西
西西西西西西西西西西
西西西西西西西西西西
西西西西西西西西西西
西西西西西西西西西西

④
態態態態態態態態態態
態態態態態態態態態態
態態態態態態態態態態
態態態態態態態態態態
態態態態態態態態態態
態態態態態態態態態態

31　おもしろ都道府県クイズ　48

① ○　② ×　③ ×　④ ○　⑤ 山，島

32 私は何でしょう？ 50

① 箸(はし) ② 目薬 ③ 団扇(うちわ) ④ 擂粉木(すりこぎ) ⑤ 櫛(くし)

33 春夏秋冬の野菜をおぼえる 51

キャベツがタケノコに，サツマイモがクリに入れ替わっている。

34 昭和の記憶クイズ 53

① × ＊64年（1989） ② ○ ＊戦争のため返上。

③ × ＊昭和39年（1964） ④ × ＊東京オリンピックと札幌オリンピック。長野オリンピックは平成10年。（1998）

⑤ ○ ＊康康（オス）蘭蘭（メス）⑥ ○ ＊昭和33年（1958）

⑦ × ＊聖徳太子の一万円券，昭和33年発行開始。

⑧ ○ ＊昭和2年に浅草駅―上野駅間 （東京メトロ銀座線)に地下鉄が開通した。

⑨ ○ ＊昭和24年にノーベル物理学賞を受賞した湯川秀樹博士から。

35 世界の地名面白クイズ 54

① 蘭 ② 米 ③ 瑞 ④ 義 ⑤ 哥 ⑥ 伯

36 都道府県仲間はずれクイズ 56

① 島根県 ＊名前に動物がない。 ② 京都府 ＊海に面している。

③ 千葉県 ＊県の名前と県庁の所在地の名前が同じ。 ④ 宮城県 ＊四国にない。

⑤ 静岡県 ＊日本海に面していない。 ⑥ 茨城県 ＊東京都に接していない。

37 日本のお金クイズ 硬貨編 58

① 500円硬貨 ② 1円硬貨 ③ 5円硬貨，50円硬貨

④ × ＊桜 ⑤ × ＊平等院鳳凰堂 ⑥ ○

⑦ ○ ＊「若木」というだけで，特定の植物ではない。

⑧ ○ ＊昭和33年（1958）まで作られていた。

⑨ ア ＊イは10円硬貨。

⑩ 5円硬貨 ＊直径5ミリ。50円硬貨は直径4ミリ。

●編者紹介

脳トレーニング研究会

知的好奇心を満たし，知的教養を高めるクイズ，脳トレーニング効果のある楽しいク
イズを日夜，研究・開発している研究会。
　おもな著書
『新装版　シニアの脳を鍛える教養アップクイズ＆生活力・記憶力向上遊び』
『コピーして使えるシニアの学習クイズ・とんちクイズ 37』
『バラエティクイズ＆ぬり絵で脳トレーニング』
『シニアのための記憶力遊び＆とんち・言葉クイズ』
『シニアのための記憶力遊び＆脳トレクイズ』
『シニアのための笑ってできる生活力向上クイズ＆脳トレ遊び』
『シニアが毎日楽しくできる週間脳トレ遊び―癒やしのマンダラ付き―』
『シニアの面白脳トレーニング 222』
『クイズで覚える日本の二十四節気＆七十二候』
『クイズで覚える難読漢字＆漢字を楽しむ一筆メール』
『孫子の兵法で脳トレーニング』
『コピーして使えるシニアの漢字で脳トレーニング』
『コピーして使えるシニアの脳トレーニング遊び』
『コピーして使えるシニアのクイズ絵＆言葉遊び・記憶遊び』
『コピーして使えるシニアの語彙力＆言葉遊び・漢字クイズ』
『コピーして使えるシニアの漢字トレーニングクイズ』
『コピーして使えるシニアの漢字なぞなぞ＆クイズ』
『コピーして使えるシニアの漢字楽楽トレーニング』
『コピーして使えるシニアの漢字パズル＆脳トレ遊び』

イラスト：さややん。

コピーして使えるシニアのとんち判じ絵＆知的おもしろクイズ

2020年12月1日　　初版発行

編　　者　脳トレーニング研究会
発　行　者　武　馬　久　仁　裕
印　　刷　株式会社太洋社
製　　本　株式会社太洋社

発　行　所　　　　株式会社　黎　明　書　房

〒460-0002　名古屋市中区丸の内3-6-27　EBS ビル
　　　　☎ 052-962-3045　FAX052-951-9065　振替・00880-1-59001
〒101-0047　東京連絡所・千代田区内神田1-4-9 松苗ビル4階
　　　　☎ 03-3268-3470

新装版　シニアの脳を鍛える教養アップ　クイズ&生活力・記憶力向上遊び
シニアの脳トレーニング⑬
脳トレーニング研究会編　　　B5・96頁　1700円

年齢とともに低下する記憶力，思考力を効果的に鍛えるシニアのための総合脳トレブック。多彩な問題が楽しめます。
※『シニアの脳を鍛える教養アップクイズ&記憶力向上遊び』を改題，新装・大判化。

コピーして使えるシニアの学習クイズ・とんちクイズ 37
シニアの脳トレーニング⑫
脳トレーニング研究会編　　　B5・66頁　1700円

学校で習った知識で解ける問題や，おなじみのクイズ絵，浮世絵間違いさがしなど，37種類の脳トレを収録。やさしい問題から少し頭をひねらないと解けない問題まで，お楽しみいただけます。カラー8頁。

コピーして使えるシニアの　語彙力&言葉遊び・漢字クイズ
シニアの脳トレーニング⑪
脳トレーニング研究会編　　　B5・66頁　1700円

熟語・ことわざ・慣用句などに関する穴埋めクイズや二択問題，人気の「クイズ絵」「とんちクイズ　漢字が多すぎる！」，おなじみの間違い探し，記憶力遊びなど楽しく語彙力・漢字力をアップ。カラー8頁。

コピーして使えるシニアの　クイズ絵&言葉遊び・記憶遊び
シニアの脳トレーニング⑩
脳トレーニング研究会編　　　B5・66頁　1700円

シニアの脳トレーニングシリーズ第10弾！おなじみの言葉遊びや記憶遊び，江戸時代に流行した判じ絵をアレンジしたクイズ絵など，シニアが楽しく頭をひねって遊べるクイズや遊びを多数収録。カラー8頁。

コピーして使えるシニアの　脳トレーニング遊び
シニアの脳トレーニング⑨
脳トレーニング研究会編　　　B5・66頁　1700円

シニアが頭を気持ちよく使って楽しめる34種の脳トレ遊びを収録。判じ絵，裏表記憶遊び，究極のクロスワードパズル等，飽きずに取り組めるユニークな脳トレ多数。コピーして施設でのレクにも。カラー8頁。

コピーして使えるシニアの　漢字で脳トレーニング
シニアの脳トレーニング⑧
脳トレーニング研究会編　　　B5・68頁　1500円

漢字をテーマにしたクイズ，遊び，なぞなぞ，占い，記憶力トレーニングなど，易しいものから少し難しいものまで収録。漢字で思う存分楽しめ，漢字の知識も飽きずに深められます。

図書館版　誰でもわかる古典の世界④
誰でもわかる名歌と名句
武馬久仁裕編著　　　B5上製・81頁　2200円

在原業平や与謝野晶子ら古今の名歌21首，芭蕉や西東三鬼らの名句47句の素晴らしさを鮮やかに解説。親本『名歌と名句の不思議，楽しさ，面白さ』に「和歌を物語で楽しむ」4編を増補し上製本にした愛蔵版。

シニアの 1,2 分間　運動不足解消体操 50
斎藤道雄著　　　B5・64頁　1650円

椅子に腰かけたまま出来る，シニアの運動不足解消に役立つ体操50種を収録。「簡単。なのに，楽しい！」体操で，誰でも飽きずに運動できます。施設のスタッフのためのアドバイス付き。2色刷。

シニアの爆笑あてっこ・まねっこ　ジェスチャー体操
斎藤道雄著　　　B5・63頁　1650円

簡単，短時間，準備不要！　そんな，誰でも出来てシニアもスタッフも笑顔になれるジェスチャー体操50種を公開。1人で座って出来る体操から，元気に体を動かす体操まで，様々な場面で活用できます。2色刷。

俳句で楽しく脳トレしませんか。
黎明俳壇への投句のお誘い

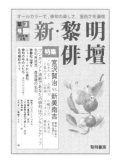

シニアの皆さん。葉書でネットで気軽に投句してください。投句料は無料です。

締切：1月，3月，5月，7月，9月，11月の各月末です。

1 投句：投句は1回につき2句まで。下記の住所に葉書もしくは，メールにて小社内の黎明俳壇係にお送りください。投句料は無料です。

〒460-0002 名古屋市中区丸の内3-6-27 EBSビル　黎明書房 黎明俳壇係

E-mail：mito-0310@reimei-shobo.com　Tel：052-953-7333

　　未発表作品に限ります。二重投句はご遠慮ください。選者が添削する場合がございます。投句の際は，ご住所・お名前（ふりがな）・電話番号を明記してください。詳しくは小社ホームページをご覧いただくか，係までお問い合わせください。小社ホームページは「黎明書房」で検索できます。

2 選句発表：特選，秀逸，ユーモア賞，佳作の作品を隔月に小社ホームページ上に発表します。また，年2回（3月，9月を予定）発行の『新・黎明俳壇』（オールカラー）に掲載いたします。特選，秀逸，ユーモア賞の方には，『新・黎明俳壇』の掲載号を贈呈させていただきます。

3 お願い：掲載されました特選，秀逸，佳作の作品は，小社刊行物に使わせていただくことがあります。

4 選者：武馬久仁裕（黎明書房社長，俳人）

※詳しくは小社ホームページをご覧ください。

『新・黎明俳壇』第2号　2020年9月刊行　好評発売中！
Ａ5／64頁（オールカラー）定価800円（税10%込）

書店でお買い求めいただけます。直接小社へご注文の場合は，代金は前金，切手可。送料100円です。（3冊以上は，送料無料）

今号の俳句（秋・池田澄子　冬・飯田蛇笏）／ワンポイント添削であなたの俳句はワンランクアップ／**特集　宮沢賢治 VS 新美南吉**（賢治と南吉の俳句を楽しんでください）／俳句クロスワードパズル／シニアの私の一句，私の好きな一句／私の海外詠／俳都松山便り／俳句の中の人たち／ニューヨークから俳句／俳句殺人事件簿／二十四節気を俳句で楽しむ／名句穴埋めクイズ／名句再発見―森澄雄の名句／名句暗記カード／なやましい季語クイズ／第19回～第21回黎明俳壇入選作発表／他